AF308178

Rim Amdouni
Elhem Jbebli
Samar Rehayem

Asma em crianças

Rim Amdouni
Elhem Jbebli
Samar Rehayem

Asma em crianças

Cuidados entre mãe e cuidador

ScienciaScripts

Imprint

Any brand names and product names mentioned in this book are subject to trademark, brand or patent protection and are trademarks or registered trademarks of their respective holders. The use of brand names, product names, common names, trade names, product descriptions etc. even without a particular marking in this work is in no way to be construed to mean that such names may be regarded as unrestricted in respect of trademark and brand protection legislation and could thus be used by anyone.

Cover image: www.ingimage.com

This book is a translation from the original published under ISBN 978-620-6-71523-8.

Publisher:
Sciencia Scripts
is a trademark of
Dodo Books Indian Ocean Ltd. and OmniScriptum S.R.L publishing group

120 High Road, East Finchley, London, N2 9ED, United Kingdom
Str. Armeneasca 28/1, office 1, Chisinau MD-2012, Republic of Moldova, Europe
Printed at: see last page
ISBN: 978-620-8-01889-4

Índice

INTRODUÇÃO

A asma é uma doença heterogénea e multifatorial causada por uma inflamação crónica dos brônquios. Caracteriza-se pela ocorrência de uma série de sintomas respiratórios paroxísticos ou persistentes, tais como dispneia, tosse seca, aperto no peito e sibilância. Estes sintomas estão associados a vários graus de obstrução do fluxo aéreo e de hiper-responsividade das vias aéreas inferiores [1].

A asma é a doença respiratória crónica mais comum em pediatria, responsável por mais de 1000 mortes por dia em todo o mundo, a maioria das quais evitáveis. A sua prevalência na Tunísia é de 10%, com um aumento acentuado nas últimas décadas, o que a torna um verdadeiro problema de saúde global [2].

Com um tratamento adequado, a função pulmonar normal pode ser preservada e a qualidade de vida pode ser optimizada.

O peso económico e médico da asma continua a ser significativo, dado o elevado número de hospitalizações e a ausência da escola e do trabalho das crianças e dos seus pais. Os internamentos hospitalares por ataques de asma ou exacerbações continuam a ser frequentes, especialmente em crianças mais novas, com menos de 4 anos [2].

A adesão ao tratamento em crianças pequenas depende inteiramente dos seus pais. A má adesão ao tratamento e as práticas incorrectas (técnica de inalação incorrecta, má higiene da câmara de inalação, etc.) são os principais factores que levam à hospitalização por ataques de asma ou exacerbações [3-4].

Isto levou-nos a interrogarmo-nos sobre as razões destas práticas: falta de conhecimento por parte das mães, falta de formação por parte dos prestadores de cuidados, outras razões culturais?

Para responder a estas questões, realizámos um estudo CAP transversal no Hospital Pediátrico Béchir Hamza. Os seus objectivos eram :

1- Identificar os factores associados aos conhecimentos e práticas das mães relativamente à gestão terapêutica da asma nas crianças.
2- Identificar os factores associados aos conhecimentos e práticas do pessoal paramédico relativamente à gestão terapêutica da asma em crianças.

DOENTES E MÉTODOS

1. Tipo e âmbito do estudo

Realizámos um estudo observacional transversal descritivo, com o objetivo de conhecer em pormenor os conhecimentos, as atitudes e as práticas das mães e dos prestadores de cuidados no tratamento da asma nas crianças. O estudo foi efectuado no Hospital Pediátrico Béchir Hamza, em Tunes, onde envolveu as enfermarias de pediatria (Pediatria A, PUC).

O nosso inquérito durou 39 dias, de 01/02/2024 a 10/03/2023.

2. População do estudo

Para efeitos do nosso trabalho, recrutámos duas populações: a primeira constituída por mães e a segunda por prestadores de cuidados.

2.1. Recrutamento de mães

❖ **Critérios de inclusão :**

- Qualquer mãe com uma criança asmática com menos de 8 anos.

- ᵅConsultado ou com uma criança admitida entre 1 de fevereiro e 10 de março nos serviços de Medicina Infantil A e PUC do Hospital Pediátrico Béchir Hamza

❖ **Critérios de não-inclusão :**

-Qualquer outro membro da família que acompanhe a criança para consulta ou hospitalização (pai, avó, tia).

❖ **Critérios de exclusão :**

-Qualquer mãe que se tenha recusado a participar no estudo.

-Qualquer questionário inacabado.

2.2. Recrutamento da população de prestadores de cuidados

❖ **Critérios de inclusão**

- Qualquer fisioterapeuta, enfermeiro ou técnico de pediatria.

- Trabalhar num dos serviços supracitados do hospital pediátrico Béchir Hamza, em Tunes.

- Presente no dia em que visitámos o seu departamento

❖ **Critérios de não-inclusão**

- Excluímos as outras categorias de prestadores de cuidados paramédicos porque os seus conhecimentos são mais semelhantes aos da população em geral, uma vez que não receberam qualquer ensino sobre este assunto durante a sua formação inicial.

❖ **Critérios de exclusão**

-Questionários inutilizáveis com menos de metade dos campos preenchidos ou ilegíveis.

- Qualquer prestador de cuidados que se tenha recusado a participar no estudo.

3. Recolha de dados

3.1. Ferramenta de recolha de dados

Para atingir os nossos objectivos, elaborámos dois questionários que foram aplicados às duas populações. O primeiro questionário foi hetero-administrado às mães em francês (Anexo 1) e depois traduzido para o dialeto tunisino (Anexo 2). Trata-se de um questionário individual com perguntas fechadas e abertas. O questionário estava dividido em três partes com o objetivo de determinar :

A. O contexto pessoal

(idade, nível de escolaridade, nível socioeconómico, estado civil, número de filhos e respectivas idades).

B. Conhecimentos das mães

(definição de asma, ataques de asma, controlo da asma nos doentes, tratamento, fontes de informação, plano de ação para lidar com um ataque de asma, etc.)

C. Atitudes e práticas das mães

(técnica de administração do tratamento por inalação, manutenção da câmara de inalação, controlo ambiental).

Antes do inquérito, testámos o questionário com um certo número de mães hospitalizadas, a fim de o validar e de identificar eventuais questões ambíguas ou sugestões.

O segundo questionário foi auto-administrado aos prestadores de cuidados em francês (Anexo 3). Tratava-se de um questionário individual com perguntas fechadas e abertas. O questionário estava dividido em três partes com o objetivo de determinar :

A. O contexto pessoal

(idade, sexo, departamento, antiguidade na profissão e no departamento, formação anterior em asma).

B. O conhecimento dos prestadores de cuidados

(definição de asma, definição de crise de asma, tratamento, fontes de informação).

C. Atitudes e práticas dos prestadores de cuidados

3.2. Realização do inquérito

O nosso questionário foi distribuído a cada prestador de cuidados durante uma entrevista individual para explicar os objectivos, obter o consentimento e assegurar a compreensão dos diferentes itens. O questionário era depois guardado pelo prestador de cuidados, que o devolvia no final da manhã, ou o deixava no gabinete do supervisor da enfermaria. Também nos apresentámos às mães e obtivemos o seu consentimento oral. Em seguida, uma de nós leu as perguntas em dialeto tunisino e a outra registou as respostas. No final da entrevista, corrigimos as informações erradas, sempre que necessário, e demos instruções à mãe sobre o tratamento de uma criança asmática.

3.3.   Definições

<u>Asma :</u>

É uma doença heterogénea caracterizada, na maioria das vezes, por uma inflamação crónica das vias respiratórias. É definida pela presença de sintomas respiratórios, tais como pieira, dispneia, aperto no peito e tosse. Estes sintomas são variáveis no tempo e na intensidade, com limitação reversível do fluxo expiratório [5].

<u>Ataques de asma :</u>

Ataques paroxísticos de curta duração de sintomas respiratórios (dispneia, pieira, aperto no peito, etc.) que desaparecem espontaneamente ou com tratamento [5].

<u>Atopia :</u>

Predisposição genética para produzir anticorpos IgE contra determinados alergénios [6].

<u>Controlo da asma:</u> critérios GINA 2021 para o controlo dos sintomas da asma [7].

Sur les 4 dernières semaines	Contrôlé (tous les critères présents)	Partiellement contrôlé (1-2 critères présents) ou Non contrôlé (≥3 critères présents)
Symptômes diurnes	≤2 x/semaine	>2 x/semaine
Limitation des activités	Aucune	Toute limitation
Symptômes nocturnes	Aucun	Tout symptôme nocturne
Traitement de secours	≤2 x/semaine	>2 x/semaine

<u>**Técnica de administração do tratamento por inalação: (APÊNDICE 4-5) [8].**</u>

Siga estes passos

1- Agitar o frasco do inalador

2- Colocar a máscara facial firmemente sobre o nariz e a boca ou Colocar o bocal entre os dentes e apertar os lábios à volta para criar uma vedação, se a idade for superior a 5 anos.

3- O recipiente do inalador está virado para cima

4- Deixar a máscara sobre o nariz e a boca da criança durante cerca de 15 segundos depois de administrar a dose do inalador.

5- Começar com miméticos B2 se prescritos pelo médico

6- Enxaguar o rosto e a boca da criança após a inalação.

Manutenção da câmara de inalação: [9-10]

Recomendamos que limpe a câmara de inalação antes de a utilizar pela primeira vez e, depois, uma vez por semana. A câmara deve ser desmontada antes da limpeza. Todas as peças devem ser lavadas em água morna com sabão suave e depois secas ao ar. Não enxaguar com água limpa nem limpar com um pano. Estas precauções manterão as câmaras de plástico livres de eletrostática durante uma semana.

A frequência com que as câmaras de inalação são substituídas depende do tipo de câmara: O Babyhaler® tem um tempo de vida útil de 6 meses, mesmo com uma limpeza e utilização corretas. A câmara Vortex® deve ser eliminada e substituída após 60 desinfecções. As câmaras Aerochamber® Plus devem ser substituídas após 12 meses. As câmaras do tipo BERG® podem ser utilizadas durante três anos.

Controlo ambiental: [7].

O controlo ambiental é uma pedra angular na gestão terapêutica da asma. É importante tomar as medidas necessárias para evitar a exacerbação ou o desencadeamento de uma crise de asma. Estas medidas incluem:

-Evitar o contacto com animais com penas ou pêlos.

-Evitar cheiros fortes, pólen de árvores e flores e pó.

-Acabar com o tabagismo passivo

Mudar e lavar regularmente os lençóis e cobertores em água quente e secá-los ao sol para eliminar os alergénios.

-Salas de ar e humidade de combate.

-Evitar tapetes e cobertores de lã, pois podem acumular pó e ácaros.

Utilizar capas com fecho anti-ácaros para colchões, edredões e almofadas.

Plano de ação para um ataque de asma em casa: (APÊNDICE 6) [8]

Em caso de crise de asma ligeira a moderada, começar com broncodilatadores de ação curta (salbutamol) inalados à razão de uma inalação/2kg (máximo de 10 inalações). Este procedimento pode ser repetido de 20 em 20 minutos durante a primeira hora. Pode ser combinada uma terapêutica sistémica com corticosteróides orais (Prednisolona) na dose de 1 a 2 mg/kg durante 3 a 5 dias.

Se não houver melhoria clínica, ou se houver sinais de gravidade respiratória, começar com broncodilatadores como descrito acima e consultar um médico de emergência.

4. Recolha e análise de dados

Os dados foram analisados manualmente e depois introduzidos no Statistical Package for Social Sciences versão 26 para Windows. Os resultados foram representados graficamente utilizando o EXCEL 2007. As frequências foram comparadas através do teste do qui-quadrado ou do teste exato de Fischer, e as médias foram comparadas através do teste t de Student. As correlações entre os diferentes parâmetros foram avaliadas utilizando o teste de correlação de Pearson. As diferenças foram consideradas significativas quando o valor de p foi inferior a 0,05.

5. Pesquisa bibliográfica

Foram efectuadas pesquisas bibliográficas utilizando diferentes palavras-chave relacionadas com o tema em estudo nos seguintes sites:

www.pubmed.com

www.googlescholar.com

6. Considerações éticas

Antes do início da recolha de dados, foram obtidas autorizações dos responsáveis dos serviços em causa (Anexo 7). Os objectivos e os procedimentos do estudo foram claramente explicados às mães e às pessoas que cuidam delas. A participação no estudo foi então voluntária, mediante consentimento oral. Além disso, a recolha e a análise dos dados respeitaram o anonimato dos participantes. Não declaramos qualquer conflito de interesses.

RESULTADOS

1. Taxa de resposta e fluxograma

Foram distribuídos 50 questionários aos prestadores de cuidados. Recebemos 40 exemplares, o que corresponde a uma taxa de resposta de 83,3%. Destes, três estavam ilegíveis e sete incompletos. Por conseguinte, analisámos os dados relativos a 30 exemplares.

Nos serviços de medicina infantil A e PUC, foram contactadas 70 mães, das quais 62 participaram integralmente no estudo, o que corresponde a uma taxa de resposta de 88,6% (Figura 1).

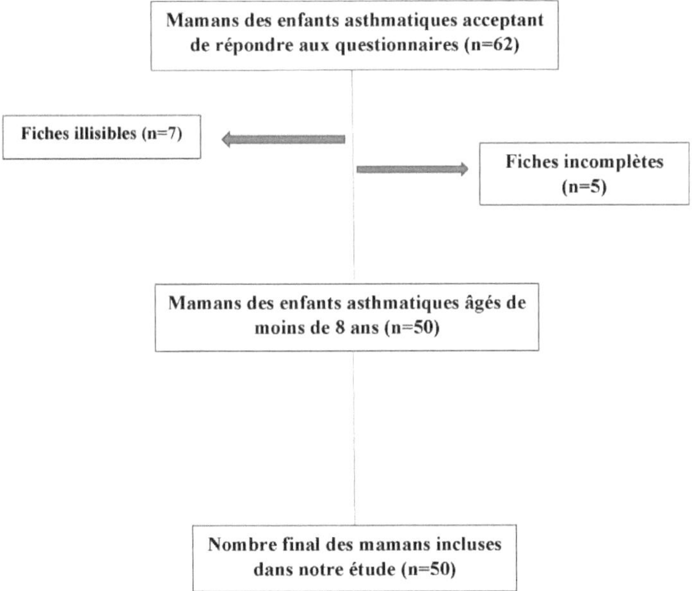

Figura 1: Diagrama das mães das crianças asmáticas incluídas no nosso estudo

2. Caraterísticas sócio-demográficas das populações estudadas

O quadro I resume as caraterísticas sócio-demográficas da população de mães.

O quadro II resume os dados sócio-demográficos da população de prestadores de cuidados.

Quadro I: Caraterísticas sócio-demográficas da população de mães e crianças com asma

Variáveis quantitativas	N	Média	Mínimo	Máximo	E
Idade das mães (anos)	50	37,3	20	60	7,7
Número de anos de estudo (anos)	50	10,2	2	24	5,5
Número de filhos a cargo	50	1,5	1	3	1

Variáveis qualitativas	N	Categorias	N	%
Género das crianças asmáticas	50	M	28	56
		F	22	44
Estado civil	50	Casado	50	100
		Divorciado	0	0
Profissão	50	Dona de casa	47	94
		Funcionário público	3	6
História familiar de atopia	25	Asma (A)	22	88
		Rinite alérgica (R)	2	8
		(A+R)	1	4
Educação para a saúde sobre a asma	50	SIM	48	96
		NÃO	2	4
Controlo ambiental	50	Humidade	27	54
		Tabagismo passivo	31	62
		Animais de penas e de pelo	12	24

%= percentagem; ATCD' s = antecedentes; ET= desvio padrão, Max= valor máximo da variável; Min= valor mínimo da variável; Moy= valor médio da variável; N= número total, n= número por categoria; M= masculino; F= feminino

Quadro II: Caraterísticas sócio-demográficas da população de prestadores de cuidados

Variáveis quantitativas	N	Média	Mínimo	Máximo	E
Idade (anos)	30	26	20	60	11,1
Idade do diploma (anos)	30	8,5	1,5	25	8
Tempo de serviço (anos)	30	8,8	0,1	23	8
Tempo de serviço (anos)	30	7,5	0,1	23	7

Variáveis qualitativas	N	Categorias	N	%
Tipo	30	F	27	90
		M	3	10
Serviço	30	Ped A	24	80
		PUC	6	20
Profissão	30	Enfermeiras	26	86,6
		Fisioterapeuta	2	6,7
		Técnico	2	6,7
Formação inicial sobre a asma	30	SIM	14	46,7
		NÃO	16	53, 3
Formação contínua sobre a asma	30	SIM	13	43,3
		NÃO	17	56,7
Tratamento de uma criança com uma crise de asma	30	SIM	28	93,3
		NÃO	2	6,7
Participação na educação terapêutica de mães de crianças asmáticas	30	SIM	6	20
		NÃO	24	80
História familiar de asma	30	SIM	10	33,7
		NÃO	20	66,7

%=percentagem; DP=desvio-padrão, F=feminino; M=masculino; Max=valor máximo da variável; Min=valor mínimo da variável; Avg=valor médio da variável; N=número total de efectivos, n=número de efectivos por categoria; PEC=atendimento ao doente; PED=serviço de pediatria; PUC=serviço de pediatria, urgências e consultas.

3. Caraterísticas sócio-demográficas e controlo das crianças asmáticos

O nosso estudo incluiu 50 crianças com asma.

3.1. Repartição por idade e género

A idade média das crianças asmáticas foi de 4,6±2,3 anos, com extremos que variaram de 2 a 8 anos (Figura 2).

A idade média das crianças aquando do diagnóstico foi de 2,8±2 anos [0,6-8 anos].

O rácio entre os sexos era de 1,2.

3.2. Comorbilidade associada

Treze dos doentes asmáticos tinham doença do refluxo gastro-esofágico e dezasseis tinham rinite alérgica.

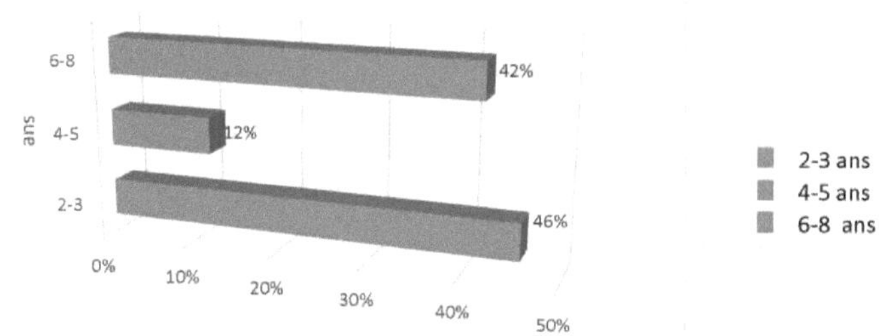

Figura 2: Distribuição das crianças asmáticas por idade

3.3. Ambiente das crianças asmáticas

Cerca de metade das crianças asmáticas (n=31; 62%) tinham sido expostas ao tabagismo passivo e viviam em casas húmidas. Doze crianças tinham animais de estimação com penas ou pelo.

Uma minoria de doentes (n=5) tinha um quarto individual.

3.4. Controlo e monitorização da asma

3.4.1. Cumprimento da terapêutica

Quando questionadas sobre a adesão ao tratamento e o dispositivo utilizado, a maioria das mães (n= 37; 74%) aderiu ao tratamento e uma minoria (n= 5; 10%) estava a fazer tratamento por inalação sem câmara de inalação (Figura 3).

3.4.2. Acompanhamento em ambulatório

A maioria dos doentes (n=30; 60%) tinha sido seguida regularmente na consulta externa de três em três meses, enquanto 12% dos doentes eram vistos uma vez por ano (Figura 4).

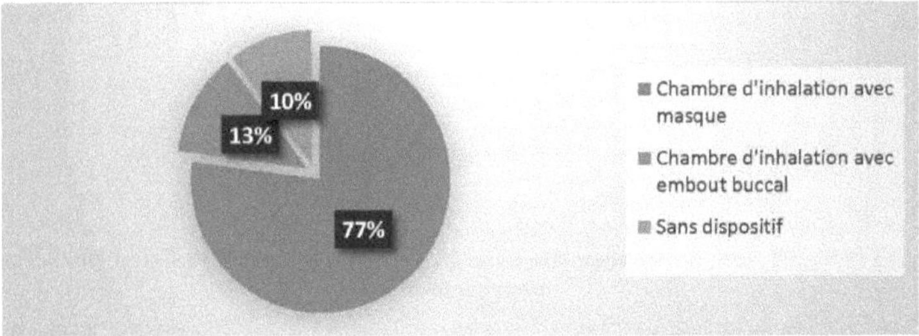

Figura 3: Dispositivo utilizado para administrar o tratamento por inalação

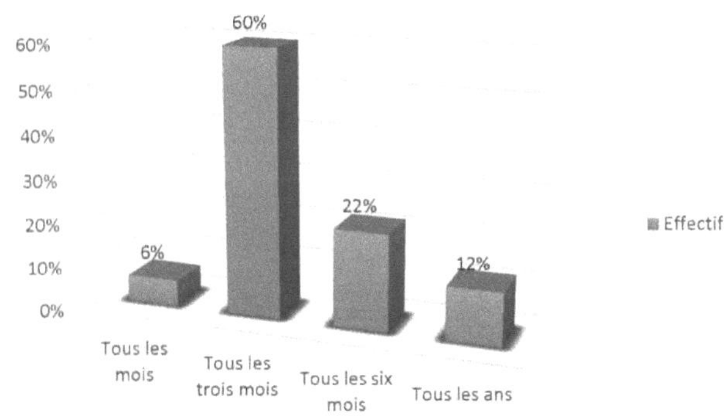

Figura 4: Calendário de seguimento de crianças com asma na consulta externa

3.4.3. Número de internamentos hospitalares por ataques de asma no último ano

Cerca de metade dos doentes (n=23; 46%) foi hospitalizada por uma crise de asma durante o último ano de seguimento, 13 dos quais foram transferidos para a unidade de cuidados intensivos (Figura 5). A taxa de absentismo escolar devido a uma crise de asma durante o último ano de seguimento foi de 28%.

[-33]As crianças asmáticas com fraca adesão ao tratamento tinham mais probabilidades de serem hospitalizadas por ataques de asma (**p=10**) e mais probabilidades de serem admitidas numa unidade de cuidados intensivos (p=10^).

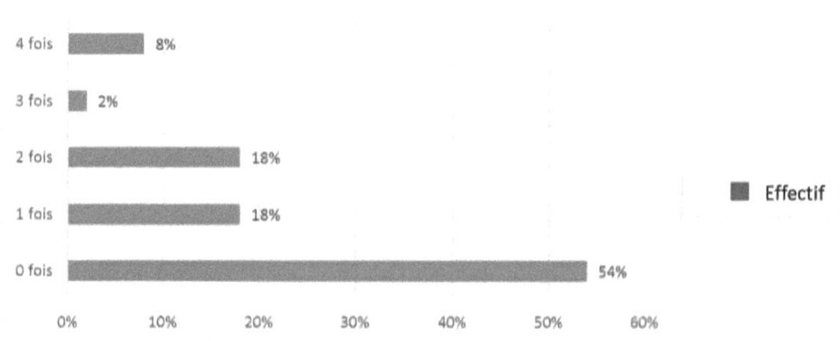

Figura 5: Número de internamentos hospitalares de crianças com asma durante o último ano de acompanhamento

3.4.4 Controlo da asma no último mês

Avaliámos o controlo da asma dos nossos doentes nas últimas quatro semanas de acordo com os critérios da GINA. 36% dos doentes estavam controlados (sintomas diurnos e utilização de broncodilatadores <2 vezes por semana; sem sintomas noturnos e sem limitação das actividades físicas).

Quase metade das crianças com asma estavam parcialmente controladas, enquanto 24% não estavam controladas.

4. Conhecimentos, atitudes e práticas dos prestadores de cuidados no tratamento da asma em crianças

4.1 Conhecimentos dos prestadores de cuidados sobre a gestão da asma em crianças

A maioria dos prestadores de cuidados (24/30) afirmou ter conhecimentos suficientes sobre a asma e a sua gestão.

4.1.1. Definição de asma

Dos 30 prestadores de cuidados inquiridos, 60% (n=18) definiram corretamente a asma como uma inflamação crónica das vias aéreas que conduz a uma hiperresponsividade brônquica. Os restantes não souberam responder ou deram uma resposta incompleta (Figura 6).

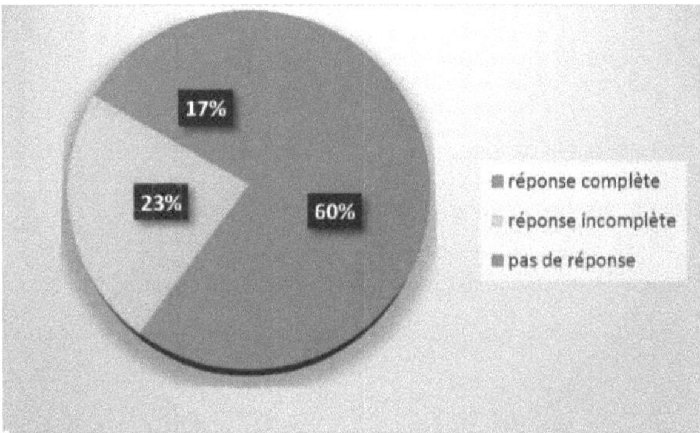

Figura 6: Definição de asma pelos prestadores de cuidados

4.1.2. Definição de um ataque de asma

Dos 30 prestadores de cuidados inquiridos, 80% (n=24) definiram corretamente uma crise de asma como um ataque paroxístico de sinais respiratórios variáveis e reversíveis, tais como pieira, tosse, dispneia ou aperto no peito. Os restantes não souberam responder ou deram uma resposta incompleta (Figura 7).

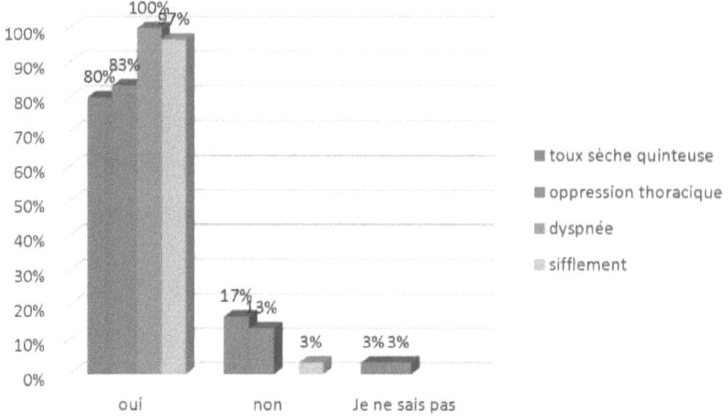

Figura 7: Definição de crise de asma segundo os prestadores de cuidados

4.1.3. Técnica de administração de tratamento por inalação :

Quando questionados sobre a técnica e os passos envolvidos na administração do tratamento inalado, 43% dos prestadores de cuidados (n=13) responderam corretamente. Os restantes deram respostas incompletas (Figura 8).

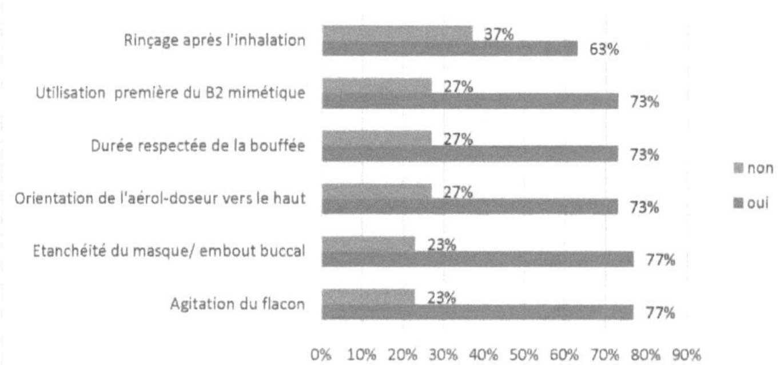

Figura 8: Técnica utilizada pelos prestadores de cuidados para administrar tratamento por inalação

4.1.4. Manutenção da câmara de inalação :

Relativamente à frequência de limpeza da câmara de inalação, 37% dos prestadores de cuidados (n=11) responderam corretamente, escolhendo uma frequência semanal. Os restantes não souberam responder ou deram respostas incorrectas (Figura 9).

16

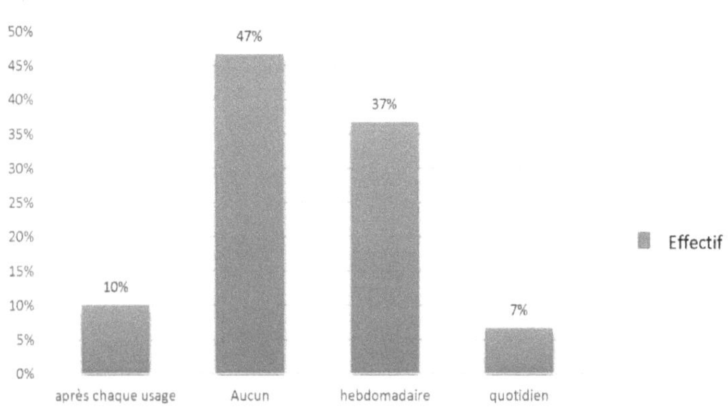

Figura 9: Ritmo de limpeza da câmara de inalação segundo os prestadores de cuidados

Dos 30 prestadores de cuidados inquiridos, cerca de metade (n=16; 54%) responderam corretamente em relação ao produto utilizado e ao tipo de água utilizada na limpeza da câmara de inalação. (Figura 10).

A maioria dos prestadores de cuidados inquiridos (n=19; 63%) também respondeu corretamente à questão da secagem da câmara de inalação, que deve ser feita com ar ambiente, enquanto 17% recomendaram a secagem com papel e os restantes não souberam responder.

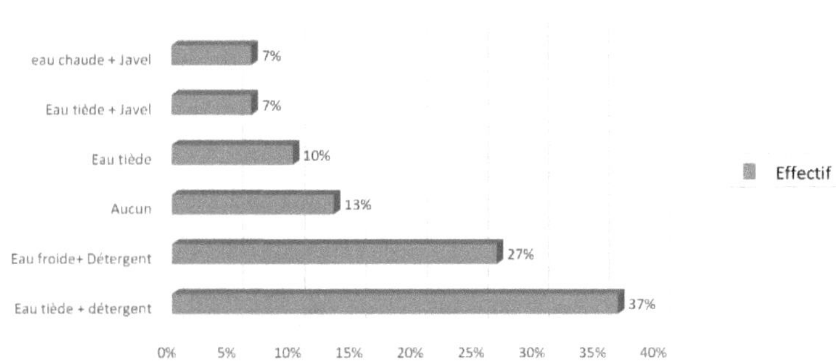

Figura 10: Tipo de água e produto utilizado para limpar a câmara de inalação, segundo os prestadores de cuidados

Quase metade dos prestadores de cuidados (n=14; 46%) recomendou a substituição anual da câmara de inalação (Figura 11).

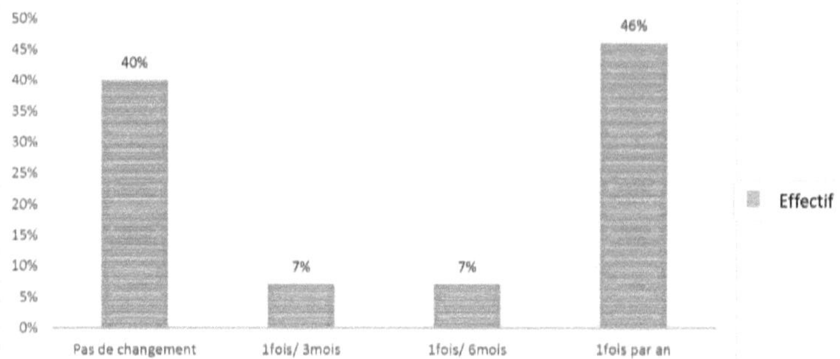

Figura 11: Ritmo a que as câmaras de inalação são mudadas, segundo os prestadores de cuidados

4.1.5. Controlo ambiental para crianças asmáticas

Um terço dos prestadores de cuidados inquiridos (n=10; 34%) tinha dado uma resposta completa sobre o controlo do ambiente da criança asmática (ventilação adequada dos quartos, evitar o tabagismo passivo, redução dos alergénios ambientais, manutenção de um ambiente limpo e higiénico, etc.) (Figura 12).

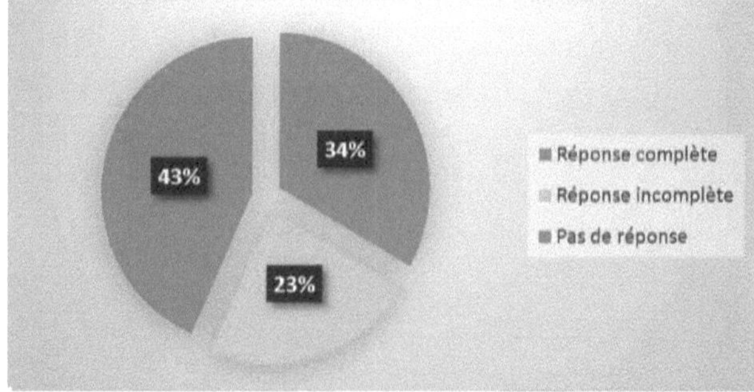

Figura 12: Controlo do ambiente das crianças asmáticas, segundo os prestadores de cuidados

4.2. Atitudes e práticas dos prestadores de cuidados em caso de crise de asma em crianças

Cerca de metade dos prestadores de cuidados (n=14, 47%) afirmaram não conhecer os princípios da gestão da crise de asma, limitando-se a cumprir a prescrição médica. Sete prestadores de cuidados deram pormenores sobre a gestão terapêutica, enquanto nove prestadores de cuidados deram respostas incompletas (omissão da terapêutica com corticosteróides sistémicos).

4.3. Factores associados aos conhecimentos, atitudes e práticas dos prestadores de cuidados

<u>A idade dos prestadores de cuidados, o departamento de origem, a frequência de formação inicial/continuada em asma, o envolvimento na educação de crianças com asma ou a história familiar de asma</u> não influenciaram os seus conhecimentos, atitudes ou práticas.

4.3.1. Influência da antiguidade na profissão na manutenção da câmara de inalação e na técnica de administração do tratamento por inalação

-3O conhecimento da manutenção da câmara de inalação (produto e frequência de limpeza, secagem, etc.) foi influenciado pela antiguidade na profissão **(p<10)**.

Encontrámos também uma correlação positiva entre uma boa técnica de administração e a antiguidade na profissão **(p=0,47; r=0,38).**

4.3.2. Influência da antiguidade no serviço de pediatria na definição de asma e na manutenção da câmara de inalação

Encontrámos uma correlação negativa entre a definição de asma e o tempo de serviço na unidade de pediatria **(p=10-3; r= -0,48).** Os prestadores de cuidados recentemente recrutados para a ala pediátrica definiram bem a asma.

-3O conhecimento da manutenção da câmara de inalação foi influenciado pela antiguidade no departamento de pediatria **(p<10).**

5. Conhecimentos, atitudes e práticas das mães relativamente ao tratamento da asma nas crianças

5.1. Conhecimentos das mães sobre o controlo da asma nas crianças

Cerca de metade das mães (27/50) afirmou ter conhecimentos suficientes sobre a asma e o seu tratamento. Este conhecimento provém maioritariamente da profissão médica (n=42; 84%) (Figura 13).

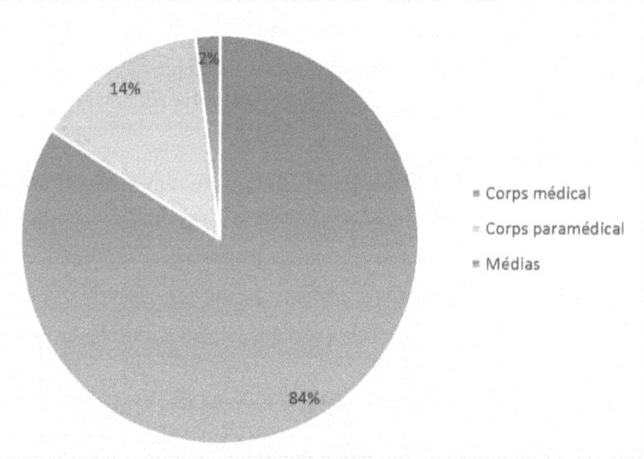

Figura 13: Fontes de conhecimento das mães sobre o tratamento da asma em crianças

5.1.1. Definição de asma

Cerca de dois terços das mães (n=31; 62%) foram capazes de dar algumas respostas relativamente à definição de asma. Dez mães deram definições incorrectas (a asma é uma doença contagiosa, etc.) (Figura 14).

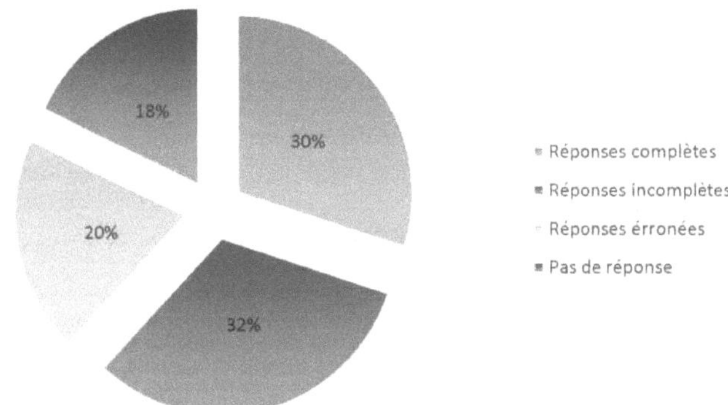

Figura 14: Definição de asma pelas mães

5.1.2. Definição de um ataque de asma

A maioria das mães (n= 44; 88%) foi capaz de responder à pergunta sobre o que constitui uma crise de asma (Figura 15).

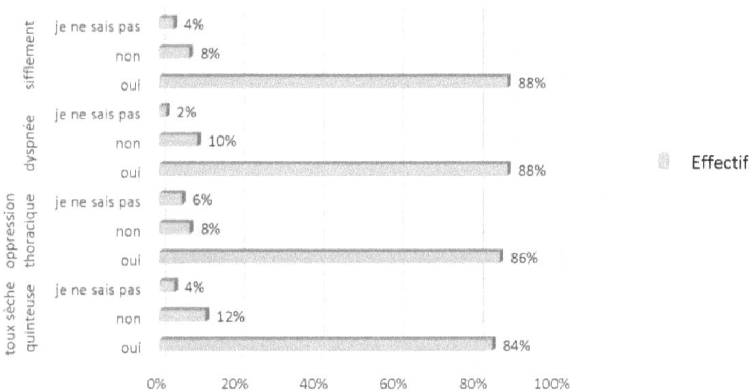

Figura 15: Definição de crise de asma pelas mães

5.1.3. Plano de ação para um ataque de asma

Dez mães tinham um plano de ação correto e bem detalhado para lidar com uma crise de asma.

Metade das mães (n=25) tinha omitido um elemento de gestão terapêutica, como o tempo a respeitar entre as baforadas de miméticos B2 ou a noção de vigilância dos sinais de gravidade respiratória. As restantes recorreram de imediato ao serviço de urgência em caso de crise de asma, sem tomar qualquer medida terapêutica em casa.

5.2. Atitudes e práticas das mães relativamente à gestão terapêutica da asma

5.2.1. Técnica de administração de tratamento por inalação :

Quando questionadas sobre a técnica e os passos envolvidos na administração do tratamento inalatório, 26% das mães (n=13) responderam corretamente. As restantes deram respostas incompletas ou incorrectas (Figura 16).

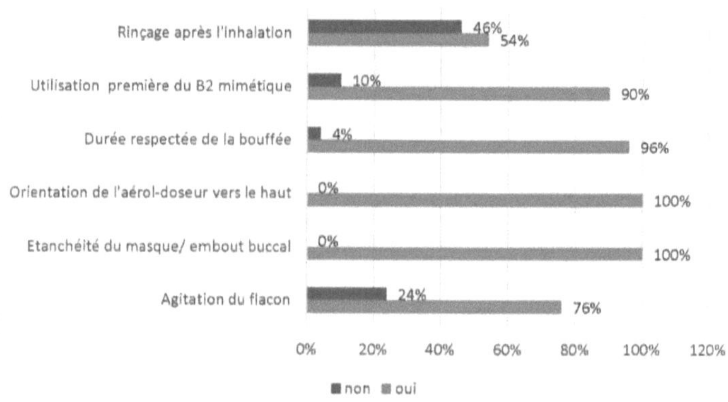

Figura 16: Técnica utilizada pelas mães para administrar o tratamento por inalação

5.2.2. Manutenção da câmara de inalação :

Cerca de metade das mães (n=30 mães; 60%) tinha recebido formação da equipa de enfermagem sobre a utilização e manutenção da câmara de inalação. Quanto à frequência de limpeza da câmara de inalação, 26% das mães (n=52) responderam corretamente, escolhendo uma frequência semanal. As restantes não souberam responder ou deram respostas erradas (Figura 17).

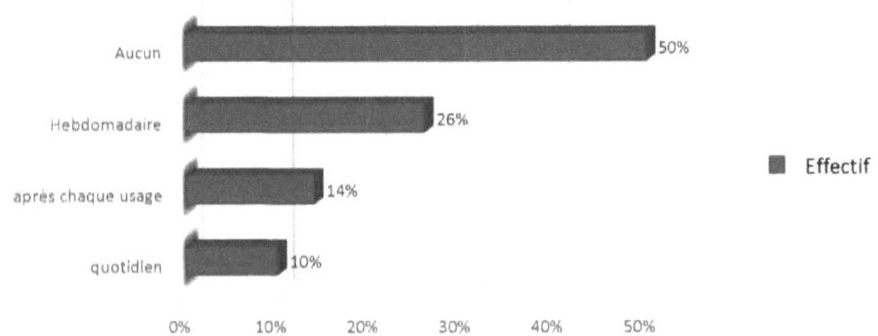

Figura 17: Frequência de limpeza da câmara de inalação de acordo com as mães

Das 50 mães inquiridas, cerca de metade (n=22; 44%) deram respostas corretas relativamente ao produto utilizado e ao tipo de água utilizada para limpar a câmara de inalação. Quatro mães não deram qualquer resposta e as restantes deram respostas erradas.

A maioria das mães inquiridas (n=36; 72%) também respondeu corretamente à questão da secagem da câmara de inalação, que deve ser feita com ar ambiente, enquanto 18% recomendaram a secagem com papel e as restantes não responderam (n=5; 10%).

Quase metade das mães inquiridas (n=22; 44%) nunca tinha mudado as suas câmaras de inalação (Figura 18).

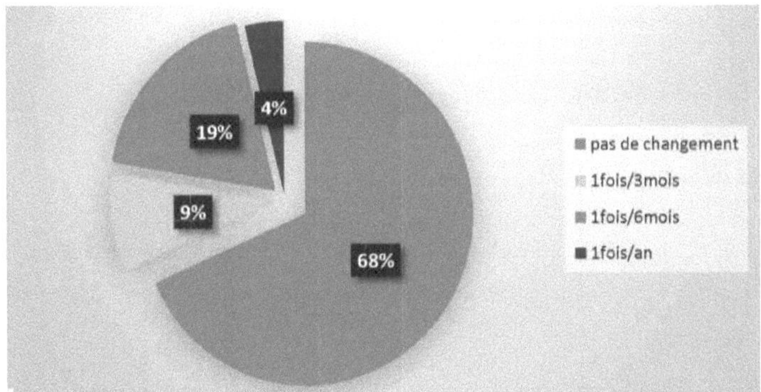

Figura 18: Ritmo a que as mães mudam as suas câmaras de inalação

5.2.3. Controlo ambiental para crianças asmáticas

Das mães inquiridas, 26% (n=13) deram uma resposta completa sobre o controlo do ambiente da criança asmática (ventilação adequada dos quartos, evitar o tabagismo passivo, redução dos alergénios ambientais, manutenção de um ambiente limpo e higiénico, etc.) (Figura 19).

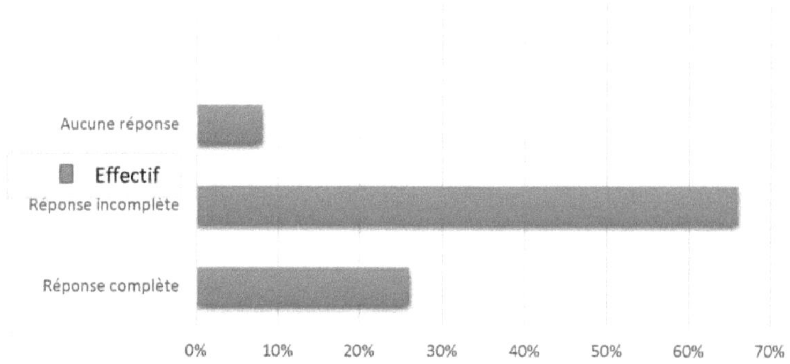

Figura 19: Controlo do ambiente das crianças asmáticas, segundo as mães

5.3. Factores associados aos conhecimentos, atitudes e práticas das mães

A idade, o nível de escolaridade e a profissão das mães não tiveram qualquer influência nos seus conhecimentos, atitudes ou práticas.

5.3.1. Factores associados aos conhecimentos das mães

Fonte de informação

As mães que tinham recebido formação dos médicos eram mais capazes de definir um ataque de asma e eram mais capazes de detalhar o seu plano de ação em caso de ataque de asma (Quadro III).

24

Quadro III: Influência da formação sobre asma ministrada pela profissão médica nos conhecimentos das mães

EDUCAÇÃO SOBRE A ASMA PELA PROFISSÃO MÉDICA	
Conhecimento das mães	**P**
Definição de um ataque de asma	**0,034**
Plano de ação para um ataque de asma	**0,034**

5.3.2 Factores associados às atitudes e práticas das mães

Fonte de informação

A fonte de informação teve influência na técnica de manutenção da câmara de inalação e na administração do tratamento inalado. As mães educadas pela profissão médica tiveram mais respostas corretas (Tabela IV).

Quadro IV: Influência da educação sobre a asma ministrada pela profissão médica nas atitudes e práticas das mães

EDUCAÇÃO SOBRE A ASMA PELA PROFISSÃO MÉDICA	
Atitudes e práticas das mães	**P**
Produto utilizado para limpar o CI	10^{-3}
Tipo de água utilizada para limpar o CI	10^{-3}
Secagem do CI	10^{-3}
Taxa de limpeza CI	10^{-3}
Ritmo de mudança do CI	10^{-3}
Técnica de administração de terapia inalada	10^{-3}

CI: câmara de inalação; ttt: tratamento

História de asma nos irmãos

O controlo do ambiente da criança asmática foi influenciado pela presença de asma nos irmãos **(p=0,04).**

DISCUSSÃO

1. Enquadramento do estudo e principais resultados

A asma é a doença respiratória mais crónica do mundo, com uma elevada taxa de morbilidade e mortalidade [11] . O tratamento deve ser precoce e bem adaptado, a fim de preservar a função respiratória normal e garantir uma qualidade de vida óptima.

Tendo em conta que a má adesão ao tratamento e as práticas incorrectas (técnica de inalação incorrecta, higiene deficiente da câmara de inalação, etc.) são os principais factores que levam à hospitalização por ataques de asma ou exacerbações, e que a adesão ao tratamento das crianças pequenas depende das pessoas que as rodeiam, a educação dos pais e dos prestadores de cuidados tem um papel vital e inegável a desempenhar na gestão das crianças asmáticas. Ambos precisam de ter um mínimo de conhecimentos exactos que lhes permitam ajustar as suas práticas.

Foi este o contexto do nosso trabalho. A nossa questão de investigação centrava-se nas razões das práticas erradas das mães na gestão terapêutica da asma e na medida em que os prestadores de cuidados estavam envolvidos. Realizámos um estudo CAP descritivo e transversal baseado em dois questionários anónimos. Um foi preenchido por mães que deram o seu consentimento, recrutadas nos serviços de medicina infantil "A" e PUC do hospital pediátrico Béchir Hamza (N=50). O segundo foi preenchido por fisioterapeutas, enfermeiros e técnicos de pediatria que trabalham no Hospital Pediátrico de Tunes nos dois serviços de pediatria acima referidos (N=30).

Os conhecimentos e as práticas das mães e dos prestadores de cuidados foram considerados insuficientes.

Encontrámos uma fraca adesão em treze dos nossos doentes com asma. Dez doentes estavam a receber os seus tratamentos inalatórios sem câmara de inalação, com um ambiente mal controlado em 43 casos (tabagismo passivo (n=31), animais de estimação (n=12).

A asma foi controlada em 36% dos casos. No entanto, durante o último ano de seguimento, quase metade dos doentes (n=23) foram internados por crises de asma, 13 dos quais foram transferidos para a unidade de cuidados intensivos.

-3-3As crianças asmáticas com fraca adesão ao tratamento tinham maior probabilidade de serem hospitalizadas por ataques de asma (p=10) e de serem internadas numa unidade de cuidados intensivos (p=10).

A maioria dos prestadores de cuidados foi capaz de apresentar os principais elementos da definição de asma e de crise de asma. No entanto, quase metade dos prestadores de cuidados não foi capaz de descrever os principais itens relacionados com a técnica de administração do tratamento inalado, a manutenção da câmara de inalação, o controlo do ambiente da criança asmática e a forma de lidar com uma crise de asma. [-3-3]O conhecimento da manutenção da câmara de inalação e da técnica de administração do tratamento inalado foi influenciado pela antiguidade na profissão (p<10) e pela antiguidade no serviço de pediatria (p<10).

A maioria das mães foi capaz de dar algumas definições de asma e de ataques de asma. Apenas dez mães descreveram corretamente os seus planos de ação em caso de crise de asma. [-3]A fonte de informação: a profissão médica foi associada a este bom conhecimento (definição e plano de ação em caso de crise de asma) (p<10). As atitudes e práticas relativas à manutenção da câmara de inalação, à administração do tratamento inalado e ao controlo ambiental são controversas. No entanto, quase um terço das mães tinha práticas corretas. [-3]A educação pelos médicos (p<10) também foi associada a boas práticas. O controlo ambiental (p=0,04) foi influenciado pela presença de irmãos asmáticos.

2. Os pontos fortes e as limitações do estudo

2.1. Destaques do estudo

Os resultados deste estudo são muito interessantes. Em primeiro lugar, a asma é a doença respiratória crónica mais comum no mundo, com uma elevada taxa de morbilidade e mortalidade. Em segundo lugar, este estudo ilustra a forma como a asma é gerida pelas mães e prestadores de cuidados na Tunísia.

2.2. Limitações do estudo

Alguns preconceitos devem ser salientados:

- No nosso estudo, as mães e os prestadores de cuidados foram selecionados sem amostragem prévia.

- Além disso, o número de pessoas inquiridas pode ser considerado insuficiente para avaliar os conhecimentos de todas as mães e prestadores de cuidados tunisinos, o que reduz a sua representatividade.

- A natureza hetero-administrada do questionário das mães pode influenciar as respostas.

- Um viés de julgamento porque nós próprios recolhemos as respostas (investigador = avaliador).

-

2.3. As dificuldades encontradas

No decurso do nosso inquérito, deparámos com várias dificuldades:

- As mães foram entrevistadas num contexto de stress (quando os seus filhos estavam no hospital ou quando aguardavam a sua vez na clínica).

- Num espaço muitas vezes inadequado (porque pode ser ouvido por outros), o que pode modificar e influenciar as suas respostas.

- Os prestadores de cuidados também estavam sob pressão devido à carga de trabalho.

3. Comparação dos resultados com a literatura :

3.1. Taxa de resposta

A taxa de resposta foi elevada entre as mães (88,6%) e os prestadores de cuidados (83,3%), o que reflecte a importância do tema.

3.2. Definição de asma e de ataques de asma

É importante conhecer as principais definições de asma e de crise de asma para poder aderir ao tratamento e tomar as medidas necessárias em caso de emergência.

No nosso estudo, a maioria dos prestadores de cuidados e das mães foi capaz de dar uma definição geral de asma e de crise de asma. Vários estudos apoiaram os nossos resultados, relatando bons conhecimentos entre os prestadores de cuidados e as mães [12-14].

A definição correta de um ataque de asma, de acordo com o nosso estudo, foi correlacionada com a formação fornecida pelo pessoal médico (p=0,034). [-3]Além disso, foi observada uma correlação negativa entre a definição de asma e a antiguidade no departamento de pediatria (p = 10), indicando que os prestadores de cuidados recentemente recrutados tinham melhores conhecimentos.

Estes resultados podem ser explicados pela falta de formação contínua dos prestadores de cuidados em asma [15-16].

3.3. Cumprimento do tratamento inalado

-3-3No nosso estudo, a má adesão ao tratamento foi observada em 26% dos casos, o que aumentou o risco de hospitalização por crise de asma (p<10) e também o risco de internamento em cuidados intensivos (p<10).

De facto, a maioria dos pais manifestou preocupação com os efeitos secundários dos corticosteróides inalados, em particular com o atraso no crescimento, e interrompeu o tratamento sem aconselhamento médico [17-18].

É crucial sublinhar aos pais que a monitorização regular dos doentes e o bom cumprimento do tratamento ajudarão a preservar uma função respiratória quase normal, a reduzir o risco de ataques e, subsequentemente, o risco de hospitalizações recorrentes, limitando assim a necessidade de medicação adicional. Uma educação adequada conduzirá a uma melhor gestão da doença [3-4,19].

3.4 Controlo da doença

Mais de metade dos nossos pacientes (60%) tiveram consultas regulares com um acompanhamento ótimo. Para encorajar os pacientes a seguir o seu tratamento, é importante fornecer explicações claras e específicas sobre os objectivos e a estratégia do tratamento. É igualmente importante prever tempo suficiente para as consultas e reforçar a relação médico-doente.

3.5. Técnica de administração de tratamento por inalação e manutenção da câmara de inalação

No nosso estudo, os conhecimentos, bem como as atitudes e práticas dos prestadores de cuidados e das mães relativamente à manutenção da câmara de inalação e à técnica de administração do tratamento inalado foram considerados insuficientes. Plaza et al. verificaram que apenas 15,5% dos prestadores de cuidados deram respostas corretas em relação à utilização de dispositivos de inalação, o que poderia subsequentemente prejudicar a qualidade da educação das mães [20]. Daí a importância de reforçar a formação e a educação contínua dos prestadores de cuidados, a fim de melhorar a qualidade dos cuidados prestados aos doentes com asma. Também é necessário praticar com as mães técnicas eficazes para administrar o tratamento inalado, de modo a que os erros possam ser corrigidos quando ocorrem e a administração efectiva da medicação possa ser assegurada no final [21].

3.5.1. A influência do nível de educação das mães

Não encontrámos uma relação estatisticamente significativa entre o nível de educação das mães incluídas no estudo e a qualidade dos cuidados prestados aos seus filhos. No entanto, um estudo descritivo efectuado no Hospital Abderrahmane Mamie, em Tunes, mostrou que o nível de educação dos pais não tinha influência na adesão ao tratamento, nas técnicas de inalação ou no acompanhamento da doença [22]. Estes dados sublinham a importância da sensibilização e da educação contínua dos pais, independentemente do seu nível de educação, para uma gestão óptima desta doença crónica.

3.5.2. Influência de uma história familiar de asma

No nosso estudo, quase metade dos nossos doentes com asma tinham uma história familiar de asma, o que melhorou o controlo ambiental (p = 0,04).

Além disso, um estudo realizado no Hospital Pediátrico Béchir Hamza concluiu que a presença de asma nos irmãos estava estatisticamente associada a bons conhecimentos e atitudes práticas das mães (p = 0,05) [23].

3.5.3. Influência da fonte de informação

[-3]No nosso estudo, a formação dos médicos foi estatisticamente associada a um bom conhecimento e prática do tratamento da asma (p<10). É de salientar que a principal fonte de informação foi a profissão médica (84%). Este resultado tem sido apoiado por vários estudos [318].

Isto implica que os médicos têm um papel crucial a desempenhar na formação inicial e contínua do pessoal paramédico, de modo a corrigir quaisquer lapsos de conhecimentos, atitudes e práticas na gestão da asma. No entanto, as práticas das mães devem ser sempre avaliadas regularmente, reeducadas em cada consulta e deve ser feita uma primeira demonstração prática para otimizar o tratamento [20].

3.6. O plano de ação para um ataque de asma

Uma minoria das mães (n=10) respondeu corretamente à questão sobre o que fazer em caso de crise de asma. Para ajudar a controlar os ataques de asma em casa e limitar a necessidade de cuidados de emergência, é essencial explicar o tratamento aos pais, fornecer um plano de ação por escrito e, acima de tudo, destacar os sinais de gravidade respiratória [19].

3.7. Controlo ambiental

O ambiente da criança asmática era mal controlado na maioria dos nossos doentes (43/50), 31 dos quais viviam em casas húmidas.

Verificou-se uma falta de conhecimentos e de práticas neste domínio. De facto, apenas um terço das mães deu uma resposta completa. Apesar da educação orientada, é preciso dizer que as más condições socioeconómicas podem muitas vezes impedir um controlo ótimo do ambiente [24].

4. Recomendações / Papel do titular da licença de acolhimento de crianças :

Para melhorar os conhecimentos e as práticas das mães, é necessário oferecer a estas mães-alvo uma educação sanitária adequada por uma fonte adequada para o efeito (médicos bem formados e diplomados em puericultura). Por conseguinte, recomendamos

4.1. Pessoal de enfermagem

✓ Participe em cursos de formação contínua e actualize os seus conhecimentos.

✓ Gerir todos os casos de exacerbação ou ataque de asma.

✓ Sensibilizar os pais para a importância do tratamento para manter uma função respiratória normal.

✓ Reforçar a relação cuidador-doente.

✓ O licenciado em puericultura pode ajudar a formar os seus colegas no tratamento das crises de asma moderadas a graves e informá-los sobre os principais aspectos terapêuticos da asma.

4.2. Às mães:

✓ Incentivar o cumprimento do tratamento para evitar hospitalizações frequentes por ataques de asma ou exacerbações.

✓ Sensibilização para a técnica de administração de tratamentos inalatórios e para a manutenção da câmara de inalação.

✓ Sensibilizar para a importância das medidas de higiene para controlar o ambiente da criança asmática.

✓ Explicar o plano de ação para um ataque de asma em casa, ou mesmo dar um plano de ação por escrito.

✓ Consultar o serviço de urgência se o plano de ação falhar em caso de crise de asma ou de aparecimento de sinais respiratórios graves.

4.3. Às autoridades sanitárias

✓ Promover a formação contínua do pessoal de saúde na gestão da asma

✓ Fornecer aos serviços de urgência e às enfermarias folhetos e cartazes sobre a manutenção da câmara do inalador, as técnicas de administração do inalador e o plano de ação em caso de crise de asma (apêndice 8).

✓ As mensagens educativas devem ser variadas, dirigidas a todas as mães, especialmente às que são donas de casa e provenientes de zonas rurais (impacto dos meios audiovisuais através de spots educativos).

CONCLUSÕES

A asma, uma patologia heterogénea e multifatorial devida à inflamação crónica dos brônquios, é a patologia respiratória crónica mais comum em pediatria. O peso económico e médico da asma continua a ser elevado, com muitas crianças e os seus pais hospitalizados e ausentes da escola e do trabalho. A gestão terapêutica é composta por vários componentes e depende do ambiente da criança asmática, sendo continuada, se necessário, pelos cuidadores, que devem educar e supervisionar os pais.

A nossa questão de investigação centrou-se nas razões das práticas erradas das mães na gestão terapêutica da asma e na medida em que os prestadores de cuidados intervêm.

Realizámos um estudo CAP transversal descritivo baseado em dois questionários anónimos. Um foi preenchido por mães que deram o seu consentimento, recrutadas nos serviços de medicina infantil "A" e de PUC do hospital pediátrico Béchir Hamza (N=50). O segundo foi preenchido por fisioterapeutas, enfermeiros e técnicos de pediatria que trabalham no Hospital Pediátrico de Tunes nos dois serviços de pediatria acima referidos (N=30). Os dados recolhidos foram analisados utilizando o programa informático "Statistique Package for Social Sciences", versão 26 para Windows. Os resultados foram representados graficamente com recurso ao EXCEL 2007. As diferenças foram consideradas significativas quando o valor de p foi inferior a 0,05.

Registou-se uma elevada taxa de resposta tanto das mães (88,6%) como dos prestadores de cuidados (83,3%). Inscrevemos 50 crianças asmáticas, com uma idade média de 4,6±2,3 anos [2-8 anos]. A idade média das crianças aquando do diagnóstico foi de 2,8±2 anos [0,6-8 anos]. O rácio entre os sexos foi de 1,2. Verificou-se uma fraca adesão ao tratamento em treze doentes com asma. Dez doentes não utilizavam a câmara de inalação. O ambiente da criança asmática era mal controlado em 43 casos (tabagismo passivo (n=31), animais de estimação (n=12)). A asma foi controlada em 36% dos casos. Quase metade dos doentes (n=23) foram internados por ataques de asma durante o último ano de seguimento, 13 dos quais foram transferidos para a unidade de cuidados intensivos. [3] [3]As crianças asmáticas com fraca adesão ao tratamento tinham mais probabilidades de serem internadas no hospital por ataques de asma (p=10) e mais probabilidades de serem admitidas numa unidade de cuidados intensivos (p=10).

Recrutámos 50 mães casadas, com uma idade média de 37,3±7,7 anos e um número médio de 1,5 filhos dependentes. Em 96% dos casos, tinham recebido previamente educação para a saúde sobre o tema. Cerca de metade das mães (27/50) referiu ter conhecimentos suficientes sobre a asma e o seu controlo terapêutico, conhecimentos esses que provinham sobretudo da profissão médica (84%). Cerca de dois terços das mães (n=31; 62%) foram capazes de dar algumas respostas sobre a definição de asma e 88% delas foram capazes de identificar os principais sintomas de uma crise de asma. Apenas dez mães tinham um plano de ação correto e bem detalhado para lidar com uma crise de asma, enquanto metade (n=25) deu respostas incompletas. Quase um terço das mães (n=13) foi capaz de indicar os principais passos para a manutenção da câmara de inalação, a técnica de administração do tratamento inalatório e o controlo do ambiente da criança asmática. A idade, o nível de escolaridade e a profissão das mães não influenciaram os seus conhecimentos, atitudes e práticas.

$^{-3}$A fonte de informação: a profissão médica ($p<10$) foi associada aos bons conhecimentos das mães (definição e plano de ação em caso de crise de asma) e às boas práticas (técnica de administração do tratamento, manutenção da câmara de inalação). O controlo ambiental (p=0,04) foi influenciado pela presença de irmãos asmáticos.

Recrutámos 30 prestadores de cuidados, a maioria dos quais eram mulheres (rácio de sexo 0,11). A idade média era de 26±11,1 anos. O tempo médio de serviço na profissão e na ala pediátrica foi de 8,8 e 7,5 anos, respetivamente. Cerca de metade dos prestadores de cuidados (n=14) tinha recebido formação inicial/continuada em asma e na sua gestão. A maioria (24/30) referiu ter conhecimentos suficientes sobre a asma. A maioria dos prestadores de cuidados (60-80%) conhecia os principais elementos da definição de asma e os principais sintomas de uma crise de asma. Quase metade (13/30) foi capaz de detalhar a técnica de administração do tratamento inalado. No que diz respeito à manutenção da câmara de inalação, 19/30 não conseguiram especificar a frequência de limpeza, mas conseguiram descrever o procedimento de secagem, 16 conseguiram mencionar o produto utilizado e 40% não conseguiram especificar a frequência de substituição da câmara. Um terço dos prestadores de cuidados inquiridos (n=10) tinha dado uma resposta completa relativamente ao controlo do ambiente da criança asmática (ventilação adequada dos quartos, evitar o tabagismo passivo, redução dos alergénios ambientais, manutenção de um ambiente limpo e higiénico, etc.). 14 prestadores de cuidados declararam não conhecer os princípios de gestão das crises de asma, limitando-se a executar a prescrição médica, enquanto sete dos trinta prestadores de cuidados foram capazes de dar pormenores sobre a gestão terapêutica. A idade dos prestadores de cuidados, o departamento de origem, a frequência de cursos de formação inicial/continuada em asma, o envolvimento na educação de crianças asmáticas ou a história familiar de asma não influenciaram os seus conhecimentos, atitudes ou práticas.

[-3-3]O conhecimento da manutenção da câmara de inalação e da técnica de administração do tratamento inalado foi influenciado pela antiguidade na profissão (p<10) e pela antiguidade no departamento de pediatria (p<10).

Como resultado deste estudo, e dadas as lacunas nos conhecimentos e nas práticas, recomendamos que :

✓ Promover a educação dos prestadores de cuidados através de sessões de formação contínua.
✓ Mais sessões de educação para a saúde.
✓ Utilizar recursos adaptados ao nível de educação das mães (folhetos, programas audiovisuais para incentivar a partilha, brochuras, sítio Web....)

REFERÊNCIAS

1.   Gras D, Bourdin A, Chanez P, Vachier I. Bronchial remodelling in asthma: Clinical and respiratory functional consequences. médecine/sciences. nov 2011;27(ll):959-65.

2.   Bouayad Z, Afif H. Epidemiology of asthma and rhinitis in southern Mediterranean countries (Epidemiologia da asma e da rinite nos países do sul do Mediterrâneo). Rev Fr Allergol. 1998;38(7):155-9.

3.   Pointaire D. Enquête d'évaluation des pratiques professionnelles en médecine générale en Martinique en 2015 : Prise en charge de l'asthme [tese: medicina], Antilhas: Université des Antilles et de la Guyane; 2015.

4.   Carvelli T, Battisti O. Como podemos melhorar na prática a adesão ao tratamento da asma na criança e no adolescente? Rev Med Liege.2010;65(5):343-9.

5.   FitzGerald JM, Reddel H, Boulet LP. Guia de bolso para o tratamento e prevenção da asma. [Online]. Feb 2016 [acedido em 8 de março de 2024]; [32 páginas]. Disponível em URL: https://ginasthma.org/wp-content/uploads/2016/09/WMS-French-Pocket-Guide-GINA- 2016.pdf

6.   Oettgen HC, Geha RS. Regulação da IgE e papéis na patogénese da asma. J Allergy Clin Immunol. 1 de março de 2001;107(3):429-41.

7.   Reddel HK, Bacharier LB, Bateman ED, Brightling CE, Brusselle GG, Buhl R, et al. Global Initiative for Asthma Strategy 2021: Executive Summary and Rationale for Key Changes. Am J Respir Crit Care Med. Ijanv 2022;205(l):17-35.

8.   Mauer Y, Taliercio RM. Gerenciando a asma em adultos: as diretrizes da GINA de 2019. Cleve ClinJMed. 31 de agosto de 2020;87(9):569-75.

9.   VIDAL. Como deve ser mantida uma câmara de inalação? [Online]. Out. 2013 [acedido em 8 de março de 2024]; [37 páginas]. Disponível em URL:

10.   Nault D, Battisti L, Beauchesne MF, Bouchard J, Boulet LP, Dagenais J, et al. Técnicas e manutenção de dispositivos de inalação. [Online]. Out 2019 [consultado em 8 de março de 2024]. Disponível em URL: https://www.vidal.fr/medicaments/utilisation/medicaments- children/using-chamber-inhalation-children.html

11.   Demoly P, Godard P, Bousquet J. A summary of the epidemiology of asthma. Rev Fr Allergol Immunol Clin. 1 de outubro de 2005;45(6):464-75.

12.   Avaliação dos conhecimentos e das práticas dos profissionais de saúde sobre o diagnóstico da asma infantil em Niamey. J Funct Vent Pulmonol. 30 Nov 2016;7(22):40-5.

13.   Belloumi N, Bougacha M, Habouria C, Bachouche I, Chermiti Ben Abdallah F, Fenniche S. Nível de conhecimento sobre asma ocupacional e agentes causadores de asma: avaliação dos profissionais de saúde utilizando um questionário validado. Rev Mal Respir. 1 Oct 2023;40(8):655-65.

14.   Bemba ELP, Adambounou TAS, Koumeka PP, Bopaka RG, Ossale Abacka KB, Mboussa J. Avaliação dos conhecimentos e práticas sobre a gestão da asma na zona rural do Congo. Rev Fr Allergol. 1 Oct 2019;59(6):440-6.

15.   Haouichat H, Benali R, Benyounes A, Berrabah Y, Douagui H, Guermaz M, et al. Controlo da asma em adultos na Argélia. Comparação com outros países do Norte de África e do Médio Oriente. Rev Mal Respir. 2020;37(1):15-25.

16.   Masson E. EM-Consulte. [cited 7 May 2024]. Mortalidade na asma em África: cerca de 35 casos recolhidos nos três hospitais universitários de Abidjan, Costa do Marfim. Disponível em: https://www.em-consulte.com/article/196602/mortalite-dans-lasthme-en-afriquec-a-propos- de-35c

17.   Caseaux A. Avaliação da perceção dos corticosteróides inalados entre os pais de crianças asmáticas de 4 a 10 anos de idade na Lorena: um estudo quantitativo utilizando um questionário validado [Internet][outro]. Université de Lorraine; 2017 [citado 5 de maio de 2024]. p. Não disponível. Disponível em: https://hal.univ-lorraine.fr/hal-01932115

18.   Zhao J, Shen K, Xiang L, Zhang G, Xie M, Bai J, et al. Os conhecimentos, atitudes e práticas dos pais de crianças com asma em 29 cidades da China: um estudo multicêntrico. BMC Pediatr. 4 de fevereiro de 2013;13(1):20.

19.   Rougeot K. État des connaissances des parents d'enfants asthmatiques sur la maladie asthmatique et sa prise en charge, dans le Sud de la Réunion entre 2016 et 2017 [tese: medicina]. Bordeaux: Université de Bordeaux; 2019.

20.   Plaza V, Giner J, Rodrigo GJ, Dolovich MB, Sanchis J. Erros no uso de inaladores por profissionais de saúde: uma revisão sistemática. J Allergy Clin Immunol Pract. 1 de maio de 2018; 6 (3): 987-95.

21.   Gillette C, Rockich-Winston N, Kuhn JA, Flesher S, Shepherd M. Técnica do

inalador em crianças com asma: uma revisão sistemática. Acad Pediatr. 2016;16(7):605-15.

22.	M'Barek NEH, Khalfallah I, Hamdi B, Smaoui R, Ammar J, Hamzaoui A. Impacto do nível de educação dos pais na evolução da asma infantil. Rev Mal Respir Atual. 1 Jan 2020;12(1):187.

23.	Khalsi F, Mansouri H, Briki I, Kbaier S, Trabelsi I, Belhadj I, et al. Conhecimentos e percepções dos pais de crianças asmáticas. Rev Fr Allergol. 1 Abr 2023;63(3):103569.

24.	Kamps AWA, Brand PLP, Roorda RJ. Determinantes da técnica de inalação correta em crianças que frequentam uma clínica de asma hospitalar. Ata Paediatr Oslo Nor 1992. 2002;91(2):159-63.

25.	Asma | National College of University Paediatricians - www.pedia-univ.fr [Internet]. [citado 24 de maio de 2024]. Disponível em: https://www.pedia-univ.fr/deuxieme- cycle/referentiel/pneumologie-cardiologie/asthme .

26.	CHU Sainte-Justine : hôpital mère enfant de Montréal [Internet] [citado 24 de maio de 2024]. Disponível em: https://www.chusj.org/.

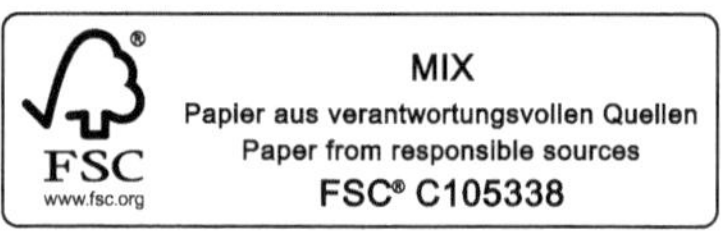

Printed by Books on Demand GmbH, Norderstedt / Germany